营养与社会保护

联合国粮食及农业组织　编著

赵立军　黎倩　译

中国农业出版社
联合国粮食及农业组织
2019·北京

引用格式要求：

粮农组织和中国农业出版社。2019年。《营养与社会保护》。中国北京。40页。
许可：CC BY‑NC‑SA 3.0 IGO。

ISBN 978‑92‑5‑108831‑9（粮农组织）
ISBN 978‑7‑109‑26351‑2（中国农业出版社）

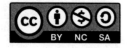

联合国粮食及农业组织（FAO）
中文出版计划丛书

前　言
FOREWORD

在过去数十年，社会保护一直在为世界各地的弱势群体提供支持。实际上，社会保护起到了缓冲作用，并在许多情况下阻止了弱势群体陷入赤贫和营养不良，同时改善了营养，提高了生产力和粮食自给程度。

社会保护有助于解决多维度的营养不良问题。如果能准确定位，它就能够成为惠及边缘人群和资源匮乏、营养不良一类弱势群体的最有效手段。通过减少贫困和提高粮食安全水平，社会保护能够解决导致营养不良的症结问题。社会保护可以通过刺激经济活动、增强社会包容性和提高卫生、健康、教育的普及程度，进一步扩大对营养的积极影响。在社会保护中纳入多部门的方法是最有效的途径。

2014 年 11 月，在第二届国际营养大会（ICN2）上，粮农组织和世界卫生组织的成员通过了《营养问题罗马宣言》及其《行动框架》。通过本次会议，各方重申将致力于解决各种形式的营养不良问题，并把粮食和营养安全置于政治议程的首位。

第二届国际营养大会《行动框架》有力地强调了社会保护的重要性，其中的第 22 和 23 条鼓励成员"将营养目标纳入社会保护计划和人道主义援助安全网计划"，并鼓励"利用现金和粮食转移方式，包括学校供膳计划及其他针对弱势群体的社会保护形式，通过更好地获取食物来改善饮食"。

鉴于社会保护对于改善粮食安全和营养的重要性，粮农组织将其作为一项重点工作，并作为其战略目标"减少农村贫困"的支柱之一。此外，粮农组织成立 70 周年暨 2015 年世界粮食日庆祝活动的主题是"社会保护和农业：打破农村贫困的恶性循环"。社会保护也是 2015 年粮农组织旗舰出版物《粮食及农业状况》的焦点。

《营养和社会保护》一书由营养司（ESN）和社会保护司（ESP）

联合编写，体现了粮农组织在其重点工作计划中全面推动营养议题主流化的努力。本书适用于在营养和社会保护相关领域开展工作的决策者和项目管理者。基于营养不良和广义的社会保护概念框架，本书旨在提供实用和可操作的建议，以增强社会保护政策和计划的营养效应。

在所有利益相关方的倾力投入下，我们相信一个没有营养不良的世界是可能实现的。强大的社会保护机制应成为解决方案的重要组成部分。现在是我们行动的时候了。

安娜·莱特
营养司（ESN）司长

罗勃·沃斯
减少农村贫困战略计划（SO3）
协调员兼社会保护司（ESP）
司长

致　谢

ACKNOWLEDGEMENTS

　　本书由粮农组织营养司和社会保护司联合编写。以下粮农组织的同事共同为编写工作做出了贡献：Holly Sedutto、Martina Kress、Militezegga Abduk Mustafa、Charlotte Dufour、Ahmed Raza、Laouratou Dia、Johanna Jelensperger、Savina Tessitore 和 Florence Egal。这项工作的启动得到了法国外交部和德意志联邦共和国的资金支持。我们还要感谢 Harold Alderman（国际农业研究磋商组织）和 John Hoddinott（康奈尔大学）的审阅。最后，一并感谢文字编辑 Jayne Beaney、美术设计 Davide Cascella 和宣传官员 Chiara Deligia 的支持。

摘　要
ABSTRACT

　　本书分析了社会保护与营养的关联性和互补性，阐述了二者的协同作用，确定了用于指导社会保护干预措施设计和实施的一般原则，以最大程度发挥干预措施对营养的积极影响。书中还分析了常用的社会保护措施与营养的具体关联，并提出了利用其改善营养的详细建议。

目 录
CONTENTS

1 背景和目标

近年来，社会保护作为一种对抗贫困和不平等的有力措施日益受到人们的关注。面对经济挑战和气候变化等全球性的威胁，人们经常采用社会保护措施，以便更好地应对全球变化带来的冲击和压力。虽然在制定千年发展目标时，缺少有关社会保护的内容，但在 2015 年后发展议程[1]的讨论中该议题十分突出。

鉴于营养不良仍是最重大、最紧迫的全球性挑战之一，最大限度地发挥政策、计划和项目对营养的积极影响是当务之急。《柳叶刀》中近期有一篇关于"营养特定型"干预措施的综述。据其统计，如果推广多达 10 项已证明最有效的"营养特定型"干预措施，能够使发育不良减少 20％[2]。鉴此，在《柳叶刀》同系列研究中，Ruel 和 Alderman[3]提出，这些"营养特定型"干预措施将必须由"营养敏感型"干预措施和计划来支持。上述措施和计划要解决导致营养不良的根源问题，即贫困和社会不公平等，以加快改善孕妇和儿童营养的进程。

但遗憾的是，农业和社会保护政策对营养的积极影响并不是自动产生的。因此，我们的目标必须是以一种"营养敏感型"的方式对其进行设计和实施。农业和社会保护都需要为解决营养不良潜在的关键决定因素做出贡献，同时还要采用针对改善营养而专门设计的原则。

2 了解粮食及农业领域中营养和社会保护的概念

2.1 营养不良的多种原因和农业的作用

营养不良具有多种形式。本书主要聚焦于营养不足，包括微量营养素缺乏。

对于所有旨在解决营养不良的干预措施中，有两个核心问题：

(1) 谁是对于营养不良最脆弱的或最受影响的（哪些个体和群体）？

(2) 为什么他们对于营养不良是脆弱的或受影响的？

关于第一个问题，重点是区分生理学的脆弱和社会经济学的脆弱。在生理学上，对健康和营养相关疾病脆弱的人群通常包括怀孕和哺乳期的妇女、5 岁以下儿童、老人、人类免疫缺陷病毒（HIV）携带者、艾滋病（AIDS）患者，以及残障人士。此外，研究表明，从怀孕到儿童第二个生日的首个 1 000 天中，营养不良将对个体的学习成绩和获得收入的潜力产生显著且长期的负面影响。反之，可以肯定地说，如果同一阶段的新生儿具备足够和充分的营养，就能够提高抵御冲击和压力的能力。不仅对个体如此，对家庭、社区和国家也是如此。因此，儿童生命的首个 1 000 天是一个决定性的机遇期，可以通过充足的营养来奠定长期的健康基础[4]。而在社会经济学中，受营养不良影响最强烈的个体和家庭往往是收入最低的群体，他们在经济和社会方面最被边缘化，生计最受损害[5]。同时考虑到不同的脆弱类型及其交互作用是十分重要的。

关于个体和家庭为什么会营养不良的问题，重要的是认识到营养不良的决定因素是多角度的。这既适用于营养不足，也适用于营养过剩（插文 1）。

➡ 插文 1　什么是营养不良?

营养不良,是指由于维持有活力的健康生命所必需的能量和营养不足、过剩或不平衡导致的异常生理学状况。

营养过剩,是指相对于膳食营养需求,过多摄取食物的结果。

营养不足,是指相对营养需求而言,食物摄取过少,产生诸如严重营养不良和消瘦(低的体重-身高比),慢性营养不良或发育迟缓(低的身高-年龄比)及体重不足(低的体重-年龄比)等症状。过多和过少的营养摄入都会伴随产生微量营养元素缺乏(矿物质和维生素不足)。

微量营养元素缺乏一词,有时被称为"隐藏的饥饿",指的是必需的维生素和矿物质摄入不足。所有微量元素对于生长、健康和发展都很重要,但从全球层面来说,最重要的3种微量元素是维生素A、铁和碘。缺乏维生素A会导致严重的眼部疾病,能够引起失明,损害免疫系统,增加麻疹和腹泻的严重性和致命性风险。缺铁是世界上最普遍的营养失调,最终会引起缺铁性贫血,削弱个体的学习和工作能力。碘缺乏症危及儿童的大脑发育以及他们的存活。

在营养不良的语境中,还有一些反映儿童身体测量情况的常用术语。消瘦反映了严重营养不良,一般是体重减轻伴随着近期饥饿和疾病的结果,以低体重-身高比为特征。发育迟缓反映了慢性营养不良,一般是食物摄入不足或长时间反复患病的结果,以低体重-年龄比为特征。儿童体重不足指的是低体重-年龄比的状况,通常是严重营养不足的结果。

营养不良阻碍了收入增长。营养良好的儿童在学校里的表现要优于营养不良的儿童,这能使他们个人一生的收入增加至少10%,使劳动生产力更高,从而使一个国家的年度国内生产总值(GDP)增加2%~3%。

来源:世界银行,2006[6]。

联合国儿童基金会(UNICEF)的营养不良概念框架(图1)清晰地阐明了营养不良往往不是由单一因素引发,而是由一系列相互联系的经济社会风险和脆弱性共同导致的结果。该框架从3个层面揭示了导致营养不足的原因[7]。

(1)直接原因:这些因素在个体层面起作用,与食物和营养元素摄取不足和疾病相关。不健康和营养不良在许多方面存在相互关系。一个最显著的关联就是腹泻——发展中国家儿童死亡的主导因素[8,9],或者是由于呕吐的发作导致营养元素减少或吸收不良。

(2)内在原因:这些因素影响到家庭和社区,分为三大类:家庭粮食不安全(在食物可获得性、可及性、利用和稳定性等方面);保健不足(如母乳喂

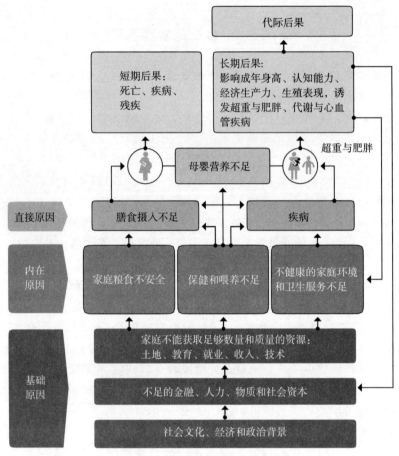

图 1　营养不良的概念框架

来源：联合国儿童基金会，2013。

养少、断奶、个人卫生和儿童保健做法不当）；干净安全的水、卫生和健康服务可获得性和可及性不高。这些因素同时受其他因素影响，如农业操作、家庭收入的水平和来源等。

（3）基础原因：这些因素与在社会层面产生作用的结构、过程和现象相关，包括政治和社会经济因素，比如治理和机构能力（包括公共服务和私营部门），性别关系，社会融合机制和安全网络情况，教育的可及性，基础设施，贸易政策和体制的情况以及冲突。基础原因还包括环境因素，如气候变化和社区赖以生存的农业生态环境。

营养不良有各种形式，其成因在空间、时间上各不相同，但都取决于家庭生计和社会、经济、文化特点。

与营养不良作全面斗争，需要采用短期行动和长期行动相结合的方法，并促进人道主义和发展举措的治防并举。农业领域的"营养敏感型"干预措施具有潜力，能够影响营养不良的内在因素和基础因素，并提高粮食安全水平，降低贫困发生率[3]。

粮食和农业领域对于人们的膳食改善能够发挥关键作用，能够通过与膳食建议和环境可持续相结合，增加多样、安全和营养饮食的可获得性、可负担性和消费。种植富含营养的作物（包括水果和蔬菜）或饲养动物（用于提供肉、蛋、奶），能够丰富食物消费品种，增加收入来源。在发展中国家的许多地方，来自农业的收入能够显著促进家庭在健康、水和卫生及教育方面的投资。农业领域的劳动力节约型技术能够帮助减少妇女的劳动压力，增加照顾儿童的时间。此外，安全的食物和农业操作提高了公共卫生和食物消费水平，进而改善营养。

2.2　社会保护和粮食与农业领域

社会保护本身并非新生事物，但它与人道主义和发展工作的结合相对较新[10]。由于参与社会保护政策及计划设计与实施的利益相关方具有多样化本质，为区分社会保护的不同定义，增加了大量的学术文献和政策文件。插文 2 提供了社会保护的基本概念，并介绍了一些常用术语（插文 2）。

● 插文 2　什么是社会保护？

随着近期社会保护的地位在政策议程中迅速提升，各种利益相关方已经对社会保护给出了许多不同的定义。但目前还没有一个定义被广泛接受而达成共识。

大多数现行定义包含社会保护的三个要素[11]：

（1）社会救助（social assistance）；

（2）社会保险（social insurance）；

（3）社会公平（social equity）。

广义上讲，社会保护旨在减轻收入贫困（如促进创收活动），减少脆弱性（如通过保险应对作物减产），以及加强社会公正和包容性（如为边缘化群体赋权）。

社会保护干预常常分类为保护型（聚焦于受冲击后的恢复）、预防型（加强人们应对冲击的能力）、促进型（旨在增加收入和能力，使人们摆脱贫困）和变革型（解决结构性不公平问题，提高社会公正和包容性）。

来源：Devereux, 2012[11]。

在许多欠发达国家，依靠农业作为生计的人们与社会保护干预受益群体有很大的重叠[12]。农业通过提供食物、收入和生计为改善营养做出贡献。农业生产力提高、收入增长和更广泛的减贫战略都能够促进粮食可获得性的改善。尽管增强农业生产力的投资对于长期减少贫困和饥饿至关重要，但这或许不一定能帮助贫困人口解决缺少营养和多样化膳食的问题。因此，作为对这些努力的补充，农业发展规划和社会保护计划必须加强关联，提高贫困家庭的收入，并使他们获得更加多样化和高质量的膳食。

小农和农村家庭常常易受到自然和人为的冲击，这或许会威胁到他们的生计。在危机时期，由于缺少保险或风险共担机制，贫困家庭就会采取消极的应对方法，这将进一步加剧他们的脆弱性，削弱其未来获得收入的能力，使其陷入贫困的恶性循环。例如，贫困家庭可能会变卖他们的生产性资产，将农业生产调整为种植低风险、低产量的作物，调减食物消费的数量和质量，或让他们的孩子退学，去从事创收的活动。社会保护措施和小农农业干预措施通常都是瞄准贫困家庭，并采用类似的地域设置，从而为两类措施的协同增效和互补提供了机遇，以提升贫困农村家庭的生计水平。社会保护措施通过确保可预测性和规律性，能够使家庭更好地管理风险，改变他们的投资行为，转向短期内风险偏高但长期更具生产力和收益性的技术[13]。当作物歉收或牲畜损失相关风险被农业保险缓解之后，脆弱家庭的粮食生产才能够在定向投入补贴（如种子、饲料、工具和肥料）和农村服务（如信贷、兽医和咨询服务、技术投入）的支持下有所增长。

以牲畜为导向的社会保护方案具有发挥建设性作用的潜力，通过促进人们消费富含蛋白质和部分微量元素（如维生素 A、铁、锌、维生素 B_{12}、钙）的动物源食品（肉、奶、蛋等）对营养产生积极影响。

2.3 营养和社会保护的关系

营养和社会保护在本质上是相互关联的，事实上贫困（及其带来的人力、经济和制度性资源的数量少、质量低、获得难等问题）是导致营养不良最重要的根本原因。具体地说，抗击营养不良与社会保护存在很强的互补性，原因概括如下。

（1）社会保护能够解决导致营养不良的直接、内在和基础问题：营养不良的框架（图 1）表明，如果不能为最佳健康状况而消费健康膳食，理想的营养状态就无法实现。社会保护干预可以直接贡献于膳食改善，例如，通过食物转移和学校供膳计划提供食物，通过有条件现金转移，鼓励使用卫生服务，或使家庭能实现个人和家庭卫生并获得清洁用水，能够提升人们对卫生保健的可及性。社会保护计划的设计可以增强家庭的能力，为年幼儿童和其他需要扶养的家庭成员提供照顾，例如通过对拥有年幼儿童和患病家属的家庭进行精准社会转移，或通过劳工规章允许女性在工作期间哺乳。

通过在社会保护中采取促进和变革性的方法，社会保护措施不仅能解决导致营养不良的直接和内在问题，使人们摆脱贫困，同时对解决营养不良的基础问题也具有潜力。的确，解决营养不良与其说是个技术问题，不如说是个社会问题，需要解决根本性的社会不公平现象，这些不公平常常阻碍了家庭采用健康膳食，提供良好的保健以及获取卫生和健康服务。

（2）社会保护和营养是塑造抵御恢复力、兼顾应急与发展的关键：社会保护和营养也是相互联系的，因为它们都关系到加强抵御恢复能力，并使应急与发展的模式有机结合。受营养不良影响的个体和家庭面对冲击和压力时更加脆弱，因此营养对于他们加强抵御力是一个必要的投入。最后，为保证最佳效果，营养和社会保护计划应当采取综合方式，以应对当前和长期的需要。

（3）多部门和多方参与模式的必要性：贫困和营养不良都有多种原因，因此不能仅靠单一部门或利益相关方解决问题。保护社会弱势群体免受贫困和被边缘化之苦，确保其营养获得改善，需要采用多部门和多方参与的模式。要在不同层面采取行动，从个体到家庭、到社区，并且政策层面也应给予支持。

（4）需要认可和发挥女性独特的作用：营养和性别密切相关。女性比男性陷入营养不良的风险更大，特别是处于孕期和哺乳期的女性对营养元素的需求更大。与此同时，在很多文化中，女性通常最后进餐，并把更有营养的食物留给男性家庭成员。如果女性遭受营养不良的影响，还会影响到下一代人：营养不良的女性将营养不良传递到她们的孩子，或直接地（营养不良女性更可能诞下更小、更轻的婴儿），或间接地（因为她们缺乏知识、时间、经费资源或决策权来照顾好她们的孩子）。因此，在制定社会保护政策和计划时，要时刻考虑到性别差异的问题。

（5）生命周期方式的相关性：一方面，营养和社会保护都采用了生命周期方式，都认可经济和营养脆弱性在生命的不同阶段有所不同，且营养不良、贫困和社会边缘化都具有"代际传递"特点，即从一代传递到下一代[14,15]。从营养的视角看，儿童生命的首个 1 000 天（从母体怀孕到第二个生日）尤为关键，因为这个时期的营养状况，在很大程度上决定了他们未来能否按照自己的遗传潜力充分发育。

另一方面，社会保护干预措施通常采取综合方法，解决不同生命周期的脆弱性问题，包括婴儿期和童年期。许多社会保护措施旨在增加收入，因此更倾向于关注那些从事生产性劳动的人群。为了使社会保护干预措施对营养的正面效应最大化，要时刻谨记它们对于婴儿和幼儿的影响。

3 使用社会保护措施改善营养

　　每一种社会保护工具都提供特定的切入点，增加对营养领域的影响。为了实现这一点，在设计和实施"营养敏感型"的社会保护干预措施时，应牢记一些基本原则，下文第 3.1 部分中对此进行了描述。3.2 部分更详细地介绍了社会保护措施如何解决导致营养不良的直接、内在和基础的症结问题。

3.1　使社会保护更具营养敏感性的关键原则

　　（1）针对营养脆弱群体：社会保护计划的目标定位往往基于社会经济标准，如贫困、资产所有权等，这些标准适用于家庭层面。此外，应用营养视角进行目标定位，除了需要考虑到家庭层面的标准，还要审视家庭中个体的营养脆弱性。极易受到营养不良影响的个人包括 6～23 个月大的儿童、处于孕期和哺乳期的妇女、孤儿、HIV 病毒携带/艾滋病患者、病人和老人。重点关注育龄妇女和处在人生首个 1 000 天的儿童（从母体怀孕到婴儿的第二个生日），确保儿童的良好生长和精神发育，是打破营养不良和营养匮乏代际循环的最有效方式。

　　（2）纳入明确的营养目标和指标：如果能够明确阐述营养目标和社会保护干预措施影响营养的各种途径，并且在监测评价体系中纳入营养指标，那么社会保护干预措施对营养的积极影响会得到极大加强。

　　（3）给妇女赋权并使其成为社会保护福利的受益者：社会保护措施可以帮助打破营养不良的恶性代际循环，如果这些措施旨在增加妇女获得教育、资产和资源的机会；并同时考虑到女性的工作量和时间约束（尤其是当女性参与到公共工程项目，或其他与社会保护计划相关并耗时较多的活动中时）。如果社会保护不仅仅关注女性，还同时使男性担负起为家庭和育儿做贡献的责任，那么其对营养的积极作用可以进一步加强。有充分的研究表明，女性倾向于把更多的可用财力资源用于家庭成员的健康和营养改善[16,17]。因此，"营养敏感型"的社会保护干预措施应当始终考虑把女性作为受益者，特别是在食物或现金转移的情况下。

（4）促进家庭饮食和生计多样化的策略：社会保护计划不仅应设法改善对主食的获取，还应尽可能地促进人们获得多样化和安全的饮食，包括补充适当的微量营养素。此外，促进人们生计的多样化，以及相应的食物和收入来源多样化，比如引进小型家畜等，能使家庭的饮食和社会经济地位都得到改善，同时降低他们受到家庭变故时的脆弱性。

（5）加强与健康和卫生服务的联系：如果社会保护措施中涵盖了健康目标，便可以改善营养状况。社会保护计划促进健康目标实现有两个主要途径：一是改善健康和卫生服务的可及性和质量，二是提供健康和卫生相关问题的教育。

（6）整合营养教育和营养促进：在家庭层面增加收入或食品的可获得性并不会自动改善家庭营养状况。例如，照顾家庭的人可能会缺乏挑选和烹制健康饮食的知识和教育。因此，营养教育往往是社会保护干预措施有效改善营养的关键因素。此外，干预措施还可以整合营养促进活动，如儿童生长监测等。

（7）扩展危机时期的安全网：如果现有的社会保护体系能够及时扩大和调整，就可以降低危机的严重性并减少长期的负面影响[16,17]。

3.2 社会保护措施及其与膳食、收入、健康和保健的关联

尽管社会保护具有对营养产生积极影响的巨大潜力，但遗憾的是这些影响无法自然而然地产生。然而，我们可以很容易地通过"营养敏感型"的方式对社会保护措施和计划进行设计和实施，以促进社会保护计划受益者的营养改善。此外，通过社会保护的输送平台，通常能直接实施改善营养的具体干预措施，对此这一部分内容将做更详细的说明。

以营养不良的概念框架为出发点，来鉴别社会保护措施对营养产生积极影响的机会（图2），这是一种有效的方法，可以使社会保护与营养产出之间的多重关联可视化。社会保护能对营养产生积极影响的三个主要途径是：①改善食物种类多样性；②提高食物总消费量；③改善健康服务的利用。除了个体层面上与食物消费质量和数量相关的直接关联外，社会保护还可以影响其他决定营养的因素，例如与保健、卫生或造成营养不良的资源缺乏等基本原因有关的做法（插文3）[18,19]。

大量的社会保护措施通过"营养敏感型"的方式对营养产生影响，为了厘

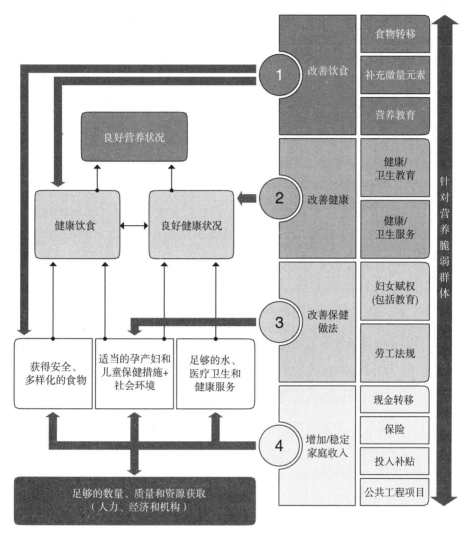

图 2　营养不良的概念框架以及可能的社会保护干预措施切入点

改编自"发展中国家儿童和妇女营养改善战略：联合国儿童基金会政策回顾"。纽约：联合国儿童基金会，1990[7]。

清这些措施的分类结构，将其分为四个不同的"营养相关"工作领域。图 2 并不全面，在设计"营养敏感型"的社会保护项目时，与图中所显示的内容相比，存在更多的间接因果联系。

对于所有社会保护干预措施，只有将"营养敏感型"的目标付诸实践，才能对营养产生影响。其他设计干预措施时应注意的问题包括干预的丰富程度、频率、持续时间和条件等。

> **⊃ 插文 3　以生产促保护——撒哈拉以南非洲地区"现金转移"计划的影响**
>
> "以生产促保护"（PtoP）项目是粮农组织、联合国儿童基金会和英国发展计划署开展的一项为期 4 年的合作，旨在探索"现金转移"（CTs）计划对撒哈拉以南非洲 6 个国家的影响，这 6 个国家包括埃塞俄比亚、加纳、肯尼亚、莱索托、马拉维和津巴布韦。
>
> 　　经过对这些计划进行定性评估，得出的结论是：现金转移的影响是由一系列实际因素决定的，其中包括家庭资产基础、生计策略、脆弱性水平、当地经济体制及配套服务和项目等。这些发现表明，确实有必要使社会保护政策和计划针对实际情况和不同群体做出相应安排，这需要精准定位，采用综合方法，同时覆盖多个部门。
>
> 　　来源：Barca 和 Pozarny，2015[20]。

以下各部分将分别重点讨论图 2 中列出的每一种社会保护工具，首先是对其与营养关联性做一般性描述，然后针对社会保护计划设计者和实施者如何优化其对营养的影响，提出了具体建议。

3.2.1　社会保护措施如何帮助人们改善饮食

在社会保护干预措施对营养产生积极影响的途径中，改善人们的饮食方式自然是一种最直接的方法。这里列出的可选项来自各类不同的方法，并且通常由本地的不同参与者实施。

3.2.1.1　食物转移

食物转移对营养的影响是显而易见的：将食物转移给他人通常意味着他们将食用这种食物，并且食物的营养将对他们的营养状况产生积极的影响。有三种主要的食物转移方式：实物转移、食品券和学校供膳。在市场运行不畅的情况下，以实物分配食物是必要的，在紧急情况下通常如此。由国家政府或人道主义组织提供的粮食援助，是那些受危机或灾难影响的人的主要甚至是唯一的食物来源*。

如今，越来越多地采用以食品券为基础的转移机制，以增加家庭对各种食

---

　　* 有证据表明，与现金和代金券的转移支付相比，食物转移支付的成本更高[21]，但在严重的食物短缺和食物市场被打乱的情况下，食物转移可能是最合适的策略。食品、现金或代金券，这三种食物转移方法的选择应视具体情况而定。

品的获取。这些措施是具有潜力的，可以扩大当地生产者的市场，并在可能的生产条件下刺激特定食物的生产。

学校供膳项目可以被视为有条件的食物转移，其条件是学校的入学率和出勤率。这些项目在学校提供膳食（通常是第二顿早餐或午餐），或者分发带回家的定量食物。在农业环境下，学校供膳项目的另一个间接收益体现在学校供膳的食材可以在当地采购。尽管在许多中高收入国家，当地采购是常见的，但低收入国家的学校供膳项目往往继续依靠粮食援助[22]。近年来，人们越来越多地尝试将学校供膳项目与低收入国家当地的农业生产关联起来。

3.2.1.2　生产性物资转移

为了提高家庭膳食水平，粮食生产可以通过提供畜牧或农业投入等生产性物资得到加强。这些项目有助于提高粮食的可获得性，并可在增加饮食多样性方面发挥作用。生产投入物资带来的粮食增产也可以成为额外收入的来源（见 3.2.2）。

例如，卢旺达的"吉林卡"（Girinka）项目主要面向贫困户实施，发给他们每户一头奶牛。据该项目报告称，受益者每日的牛奶消费量有所增加[23]。

3.2.1.3　营养教育

即使是受过良好教育且经济富足的人也很难有正确的营养观念，因此，营养的改善不仅需要提供更有营养的食物，还需要改变消费者的行为。营养教育是提升社会保护机制对营养影响的关键因素，确保为参与社会保护计划的母亲和家庭赋权，能够为他们的孩子尽可能提供最好的食物和照顾。营养教育通常不是一项独立的活动，而是综合性方法的一部分。

记忆要点：社会保护干预措施改善膳食需要注意什么

（1）提高食物转移和学校供膳计划中食物的营养质量：转移食物的数量和质量及其营养成分需要与目标人群的营养需求相匹配。食物的种类越多，质量越高，所有家庭成员的营养需求就越可能得到满足。例如，由于市场失灵或季节性短缺，当各种营养食物的获取或供应受到限制时，营养强化食品可以有助于确保营养需求得到满足。现有营养调查获得的数据，可以提供目标群体膳食中主要缺乏哪些营养物质的信息。在理想情况下，应根据解决常见营养匮乏问题的潜力来选择转移的食物种类。

在设计包含食物转移的项目时，从营养专家那里寻求帮助是必要的。重要的是，要确保食物既营养又符合当地的饮食习惯，在对于学校饮食的规划方面尤其如此。在可能的情况下，应利用蔬菜和动物源食品等新鲜食物使学校的定量供应多样化。这具有双重优势，既能提高儿童的微量营养素摄入，又能带来健康的饮食习惯。还应当咨询营养专家来确定是否应将营养强化食品和补充食品纳入转移中，并确定什么是最优的方法。由大型食品加工商来提供强化食物最为便捷。其他选择还包括在学校定量供膳中添加微量营养素粉，但这必须要考虑到供应的成本和可持续性。

（2）整合营养教育：如果在生产或购买食物时，人们对营养和健康膳食不够了解，那么即使是提升营养食物的可获得性，也不会使膳食和营养得到改善。因此，营养教育往往是提升粮食安全与改善营养之间的缺失环节。

（3）在必要时纳入微量营养补充剂：当通过食物转移、本地生产或市场渠道实现多样化饮食的选择有限时，添加微量营养素可以对社会保护干预措施进行补充，以提高关键微量营养素的摄入。一次性使用的微量营养素粉剂广泛用于家庭营养强化。这些微量营养素粉末的配给通常不是单独的干预，而是与现有的健康、教育或社会保护计划相关联。社会保护计划通过两种常用途径向目标人群提供微量营养补充品：有条件现金转移支付（参见 3.2.2.1 现金转移部分）和学校供膳计划。在各类情况下，都应当与相关卫生机构商议微量营养素的补充方法（目标人群、剂量等）。

（4）促进食物转移的当地采购：通过直接购买或代金券计划从当地农民手中购买食品，可以通过两种方式促进营养改善：直接受益者是那些接受转移的人，间接受益者是那些提供了该计划采购产品的农民。也就是说，当农业生态环境使生产这些粮食成为可能，并满足当地的采购需求增长时，这些计划是最适用的。在粮食供给有限的情况下，某些食品的需求增加，而同时又未投资于改善生产，可能导致价格上涨，从而对消费者产生负面影响。

（5）确保家庭有足够的投入和资产来妥善储藏和烹制食物：通过食物转移分发的食物需要经过适当的烹制，但在时间有限或炊具或燃具匮乏的情况下，难以对食物进行适当的烹调。特别是在紧急情况下更是如此。

（6）关注家庭中的营养脆弱个体：在家庭层面，很少会以营养需求为依据给家庭成员分配食物。通常情况下，文化问题、个人偏好或性别关系在家庭内部的食物分配中扮演着比营养问题更重要的角色。在某些情况下，食物转移明显是为了让整个家庭受益。比如，给定期上学的女童提供植物油的例子即是如此。然而，如果不下意识进行调节的话，将削弱食物转移对目标受益者营养状况的积极影响。为了实现对个体的精准定位，可以开展营养教育，突出个体特定营养需求，并为有特殊营养需求的个体提供特殊的定量食物或补充品，如婴儿、孕妇、哺乳期妇女和 HIV 病毒携带者/艾滋病患者等（插文 4）。

◉ 插文 4　佛得角"学校营养综合"项目

佛得角正在实施一项"学校营养综合"项目，由学校社会行动基金会（FICASE）和教育、卫生、农业和农村发展部门牵头。自 20 世纪 70 年代以来，在世界粮食计划署的支持下，学校供膳计划从 2011 年开始一直由当地政府管理。在粮农组织、世界粮食计划署、联合国儿童基金会和世界卫生组织的支持下，通过由卢森堡政府资助的联合国联合项目，当地政府正通过一个综合性和多方参与的模式，努力加强对粮食安全和营养的影响，该项目在以下领域开展工作：

（1）提高项目机制的可持续性：通过采纳一项关于学校营养和健康的法律（2015 年 1 月由其内阁批准并有待议会批准），以及加强学校社会行动基金会（FICASE）在管理、监测、后勤和资源筹措等方面的能力。

（2）通过当地食品采购实现学校餐饮的多样化：通过从当地生产者那里采购水果、蔬菜和鱼类，来加强学校膳食的多样化，并用当地生产的豆类对进口的豆类产品实现部分替代。这种方式能够振兴当地生产，为当地供应商增加收入和创造就业机会。并通过制定和采用食品安全标准来提高产品的质量。

（3）在学校提供食物和营养教育：这包括在课程中纳入饮食多样化、体育锻炼的重要性、预防非传染性疾病（NCDs）和食物权意识等相关主题，并在营养与食品卫生学等方面为教师和学校员工开展培训，以及将学校菜园振兴作为一个教育工具（重点是微型菜园）。

（4）改善学校食堂的管理：重点是关注饮食质量，使学校食堂的基础设施和装备标准化，并为厨师和教育团体举办食品卫生培训课程。

该项目多管齐下，不仅整合了学校供膳计划中的"营养敏感型"内容，还采取了对当地经济具有积极影响的措施。

来源：粮农组织，2014[23]。

3.2.2　社会保护措施如何帮助增加和稳定家庭收入

有证据表明，贫困家庭通过以下方式应对财务束缚：不用餐或者主要购买廉价但缺乏营养的主食[24]。这两种应对机制将营养置于风险地位。旨在增加消费或者增加贫困家庭收入的社会保护干预措施，都有助于缓解这些影响。

通过将财政资源转移给贫困和弱势家庭，向他们提供社会援助，是最基本的社会保护形式之一＊。增加家庭收入和改善家庭成员营养状况之间存在着一种最直接明确的概念性联系，尽管这是纯理论意义上的，但至少在市场运转良好的情况下，家庭可以决定另外增加一部分预算支出用在食物上，从而改善家

＊　一些社会保护措施可以通过降低家庭开支来间接增加家庭预算。所有实物转移支付都是如此，包括学校供膳计划，以及补贴（如农业投入）或学费减免（如学费）等。

庭粮食安全水平。即使是那些从事农业生产的人也会购买食品来补足他们生产的不足。因此，除食品价格的影响外，用于食品的预算也是购买食品的数量、种类和质量的一个重要决定因素[25]。

然而，有充分的研究表明，增加的收入并不会自行转化为更好的营养[26]，还必须满足几个条件，才能使家庭成员以一种"营养敏感型"的方式来支配他们的收入。

3.2.2.1 现金转移

现金转移尤其有助于将高营养价值的食物，如动物源食品或新鲜农产品，置于家庭经济可及范围内。否则的话，他们将不得不把选择限定在相对价格便宜、营养较少的食物上。如果人们具备在种类繁多的食物中进行选择的经济手段，也会有助于增加饮食多样性，从而提高膳食质量，这一因素对于儿童营养尤为重要。家庭收入的增加也可以降低利用卫生服务的门槛，从而对人口的健康状况产生积极影响，进而解决另一个导致营养不良的基本问题（插文5）。

➲ 插文5 孟加拉国"以工代赈"项目的及时实施

如果在粮食不安全时期实施社会保护干预措施，可以产生更为显著的积极效果。孟加拉国的"以工代赈"项目期正值每年的洪水季节，该季节的特点就是处在水稻收获之前粮食不安全水平很高的时期。

贫困家庭的成员参与了房屋修复和家园建造的奠基建设工作。男性和女性都参与了这些劳动密集型活动并且获得了收入，在建设地基的过程中，每搬1立方米土可以得到约0.50美元的报酬。

在2007年9～12月，该项目受益者的食物消费数量和种类都有所提升，特别是对动物蛋白的消费。此外，参与家庭的妇女和儿童的营养状况得到了显著改善。与对照组中的同龄人相比，干预组中女性的体重和上臂围都有所增加，儿童的身高、体重和上臂围也增加了。

来源：Mascie-Taylor, Marks, Goto 和 Islam, 2010[27]。

3.2.2.2 公共工程项目

公共工程项目有双重目的，一是通过允许失业者创收，减轻失业的负面影响；二是通过提高失业人员的技能、健康和营养状况来提高人们未来的生产力[28]。支持建设、维护和改善粮食生产基础设施的公共工程，如灌溉系统、梯田、市场、食品储藏设施和支线道路等，可以降低和稳定食品价格，从而对家庭粮食安全产生额外的积极影响[29]。

公共工程项目还通过向农民协会、合作社、生产者组织和农民田间学校等提供支持，为加强社会网络提供了很好的机会。这些社会网络是非正式社会保护机制的要素。此外，社会网络可以作为营养教育或以社区为基础的生长监测等营养项目的切入点，对其进行有效利用将能够促进营养改善。

参与公共工程项目获得的报酬可以通过现金、食品和投入品等方式支付，不同的支付方式对导致营养不良的直接和根本问题能产生不同的影响。为了选择"营养敏感型"的方式，有必要对营养最脆弱家庭的营养状况、生计基础以及当地市场的运作有一个清晰的认识。

至关重要的是，食物量须满足并超出因体力劳动带来的对能量和营养的更高需求，特别是在以粮代赈项目中（插文6）。

> ### ➡ 插文6 吉布提共和国"营养敏感型社会安全网"项目
>
> 为了应对该国严重的营养不良和粮食不安全状况，政府实施了一项旨在鼓励营养行为改变和创造增收机会的社会保护项目。这个项目针对的是孕妇和哺乳期妇女以及贫困地区两岁以下的儿童。
>
> 该项目主要关注母亲，因为她们在改善家庭营养和食品安全方面发挥了关键作用。特别是关注妇女的工作时间和工作量，引入了女性友好型和社区带动型的手工项目，并给予她们委派工作的权利。除了在规划设计和评估中纳入明确的营养目标外，还采用"营养针对型"干预措施，如提供微量营养素、食品补充剂、疫苗接种和护理相关服务，以解决导致营养不良的潜在和直接问题。项目实施的结果是项目第一阶段的参与者在饮食多样化、铁的补充、肥皂的日常使用和家庭食物花销等方面均明显增加。
>
> 向参与者进行支付的管理方式是通过一张受益银行卡来实现，同时采用计算机化管理信息服务（MIS）等创新工具用于监控，但这些工具目前仍在技术改造阶段。
>
> 资料来源：世界银行，2014[30]。

3.2.2.3 投入补贴和农村服务

投入补贴是一种常用的措施，主要用于化肥和种子等，特别是在非洲，常用于促进小农的作物生产，可以对农业生产和农民收入产生积极影响，从而减少农村贫困，提高本国家庭粮食安全水平。这些工具对于那些面临市场制约的女性农民来说尤其有利。然而，如果在国家层面上扩大补贴规模，可能会因为成本极高且低效而难以维持，除非削减高价值的公共产品支出，并力争做到精准地针对小农户提供补贴，而不让大量资金流失到富裕农户手中。但投入补贴政策可能会扭曲市场，而且最重要的是一旦引入，在政治上很难修改或废除。此外，银行或农资投入交易商在没有抵押和身份证明的情况下，通常不提供信用服务。因此许多不符合条件的贫穷小农民可能会更加被边缘化。

鉴于这些原因，投入补贴须考虑一些关键因素，例如信贷、保险和咨询服务等具有针对性的配套措施。

3.2.2.4　生计相关的保险

由于许多农民缺乏适当的保险服务，导致了对资源的低效利用。例如，他们会选择低风险/低回报的作物和生产方法，以及持有回报率低的流动性资产等。这还影响了跨时期的资源分配。例如，导致儿童从学校退学，减少食物消费和卫生服务等。

如果将保险计划的受益面扩大到弱势群体，就可以保护他们免受危机，并且能更好地利用资源，缓解人力资源投资和生产性资本投资之间的跨期扭曲。另外，危机期间的保险赔偿能够改善并维持家庭保障和消费。基于指数的天气保险工具将支付与当地降水量指数挂钩，而降水与当地作物产量之间密切相关，例如当指数低于某一水平时，农民就会自动收到一笔支付。可以通过探索各种交付机制，以确保公平的保险策略。例如，在社区层面建立合作社，共同投保，并使用保险支付来帮助社区收入水平相对较低的人群。

记忆要点：如何增加或稳定家庭收入以促进营养改善

（1）关注家庭对营养食品的购买力：应从营养角度考虑适当的支付金额、频率和方式，特别是通过公共工程项目进行现金转移和支付。很明显，转移的金额很重要，从受益者和项目成本的角度来说都影响很大。总体而言，拉丁美洲的项目人均支出所占的比例高于南亚国家或中东地区。在拉丁美洲国家中，与墨西哥、哥伦比亚或尼加拉瓜等其他国家相比，洪都拉斯社会保护中的转移金额相当小。鉴于其他国家的项目相对更为成功，可以认为洪都拉斯的项目由于转移的金额太小，而不足以对营养改善产生影响[31]。

在家庭收入增加的情况下，可以买到何种以及多少食物，显然取决于食品价格[32]。从营养学的角度来看，转移项目的规模确定不仅应考量家庭平均预算和人均支出，还应考虑到当地具有营养价值食品的价格。此外，有关家庭为其成员提供健康饮食的设备条件在项目设计阶段也是有参考价值的，例如，他们是否拥有基本的烹饪设备和餐具等。这些项目应考虑到家庭需为食品储藏和烹制设备支出多少费用。

在每个社会保护项目中，目标群体营养饮食的平均成本是一个很好的切入点。目前已经开发出了一些工具来评估饮食成本，如救助儿童会开发的膳食成本（CoD）工具*。

每月一两次等定期和频繁的支付有助于帮助家庭满足日常生活必需，包括食物、烹饪燃料和香皂[18]等卫生用品。移动电话等现代支付技术和方式可以降低现金转移支付的管理成本，从而减少因支付频率增加而产生的成本，同时使受益人在尽可能短的时间内得到收益。

（2）与其他营养促进服务的紧密关联：是否将某些条件应用于现金转移支付，通常要取决于实际情况，针对不同的工具需要选择不同的方法。

无论是否有条件，现金转移的参与者都能从中获益，获得更好的健康和卫生服务，并改善营养膳食知识。因此，现金转移项目应寻求提高健康/卫生服务（参见3.3）的可获得性和质量，并改进营养教育活动（参见3.2.1.3营养教育部分）。

（3）鼓励多样化的农业生产和膳食：多样化的膳食更有利于满足所有家庭成员的营养需求。因此，在农业领域中的社会保护应通过鼓励生产各种食物来增加可获得食物的多样性。这需要确保农业投入品和知识能够为膳食多样化提供支持。

（4）密切关注家庭内部资源分配和决策制定：人们普遍认为比起由男性支配的家庭收入，由女性支配的家庭收入更有可能用来满足其家庭成员尤其是儿童的需求[33]，而且在很多情况下，科学证据也支持这样的假设。因此，让妇女更大程度地支配家庭资源，使她们成为现金转移支付或其他社会保护福利的受益者，是实现项目对营养积极影响最大化的关键所在。

（5）增加育儿者的工作量须谨慎，特别是孕妇和处于哺乳期的妇女：参与公共工程项目产生机会成本，这与营养问题十分相关，因为参与者中包括婴幼儿的主要照料者，如果他们的工作量增加，照顾孩子的时间则更少。为了防止母亲参与公共工程项目对儿童营养的负面影响，项目规划设计人员应考虑为参与者建立儿童看护设施。其他途径还包括确保公共工程项目不安排在收获季等农忙时期，不向无法提供劳动力的家庭或个人提供现金转移的选择，如埃塞俄比亚的"生产安全网"项目就是此类项目的一个例子。

3.2.3　社会保护措施如何帮助人们改善健康

良好的营养对身体健康是必不可少的。反之亦然，许多旨在预防疾病和保持健康的做法都有益于改善人们的营养状况。

长期以来，更好地整合卫生和农业部门，一直被认为是实现更好的卫生和营养及改善生计的关键因素，特别是对于生活在农村地区的人口而言[34]。

---

* http：//www.heawebsite.org/cost – diet – process。

3.2.3.1　与健康和卫生服务的关联

有条件现金转移等社会保护措施有一个共同条件，即参与卫生项目，如产前护理等。有证据表明，将符合某些卫生项目的要求作为提供社会援助的一个前提条件，这降低了使用公共卫生系统的总体门槛[35]。与此同时，家庭为了满足社会保护措施的条件，从指定的卫生项目获得咨询服务，这使他们更容易获得有益的附加服务。

在许多情况下，社会保护措施中提供的卫生服务的质量仍然是个问题。例如，对那些被归类为存在生长风险的儿童，如果不能采取后续行动，那么儿童生长监测就没有意义。根据社会保护措施的覆盖范围，其目标不应仅限于增加卫生服务的获得机会，还应包括改善这些服务的质量。

已证明对儿童营养状况有益的典型健康和卫生服务包括：生长监测、免疫接种、寄生虫感染治疗、健康/卫生教育以及提供安全饮用水。

接种疫苗可防止儿童因感染传染病而出现营养不良，这些疾病可能导致营养状况的恶化。有证据表明，接种过肺结核、白喉、破伤风、百日咳、麻疹和脊髓灰质炎的儿童发育不良的概率较低[36]。对引起腹泻的病原体进行免疫接种，如轮状病毒，可减轻频繁和严重腹泻对儿童营养状况造成的负面影响。

研究表明，寄生虫感染（包括疟疾和疟疾传播的寄生虫感染）会损害儿童的生长发育，也可能影响儿童的认知发育。寄生虫感染之间的相互关系是复杂的，有证据表明总体营养不良和某些微量营养素缺乏尤其会加剧寄生虫感染[37]。因此，采取措施防止寄生虫感染，如除虫和发放蚊帐等，应尽可能与营养项目相结合。

不安全的饮用水和不达标的卫生条件，会通过增加与病原体的接触对营养造成损害。最近的研究表明，WASH，即水（Water）、环境卫生（Sanitation）和个人卫生（Hygiene）与营养不良之间的主要联系不仅仅是频繁的腹泻，而且可以通过一种被称为"肠漏"或环境性肠病[38]的疾病产生联系。因此，健康和卫生教育，作为营养教育的一部分或与其同时开展，已被视为改善营养的综合方案中一项不可或缺的要素。

水必须是安全、可饮用且充足的，以满足良好的饮食和个人卫生需要。例如，在处理食物前要洗手、洗菜等。

记忆要点：社会保护干预中如何改善人们的健康

（1）促进弱势群体获得卫生保健服务：由于各种各样的制约因素，如收费、交通成本或工休时间等，贫困家庭有时无法获得现有的健康或卫生服务。社会保护计划有助于分析阻碍贫困家庭使用健康或卫生服务的制约因素，并有助于改善这些服务的可及性。根据制约因素类型的不同，可以通过增加家庭收入、减免卫生服务费用、免费交通或改善劳动法规等方式来增加他们的获得机会。

（2）推广包含卫生保健服务改善的综合方案：只有在卫生保健质量良好的情况下，旨在增进卫生服务可及性的社会保护干预措施才能对营养产生积极影响。因此，作为综合方案的一部分，社会保护干预措施需要辅以在健康服务方面的投资。在更小的范围，如社区层面，社会保护计划有助于改善现有的保健和卫生服务质量，同时确保这些计划对营养产生积极影响。例如，它们可以提供基本的卫生保健用品，包括微量营养素补充剂、儿童生长监测设备和产前护理、免疫接种和寄生虫感染治疗，还可以支持现有卫生基础设施的维护，特别是注重个人卫生和公共卫生设施，如数量充足的厕所和洗手池。此外，对于卫生保健工作人员的能力建设，尤其是营养知识和教育，将极大地提升卫生保健服务的质量。

3.2.4 社会保护措施如何帮助改善妇幼保健措施

当育儿者（主要是女性）因为忙于保障家庭的食物供应、收入和卫生保健，而无暇从事相关抚育工作的时候，母亲和儿童的保健都可能受到危害。妇女在生育和持家过程中面临着额外的任务，而这一角色可能使她们面对营养压力时很脆弱。

社会保护计划能够加强对女性和儿童的关爱，可以确保妇女的身体健康，为育儿者提供教育、收入来源和对资源进行管控，并向单亲家庭给予支持，从而减轻工作负担，增加母亲对家庭投入的时间。

3.2.4.1 生育保护

生育保护措施旨在确保女性和孩子的健康不会因工作负担而受到威胁，确保母亲的身份并不影响女性的经济和就业安全。生育保护的两个关键要素与婴幼儿的营养健康直接相关，包括产假和工作量减少及回归工作后的哺乳权利，以及在工作区提供母乳喂养和儿童看护服务。

3.2.4.2 劳工规章

劳动力市场的规章，例如最低工资、职业健康和安全等，以及针对农业工作的社会保护，可以作为杠杆，促进对营养方面的积极影响。例如，建立和执行最低工资标准有助于获取充足和适量的食物，从而促进健康饮食。职业培训可以与基本营养教育相结合，来帮助个人选购健康食品。此外，还要限制和减少与化肥等有害农业投入的接触，并对孕妇和哺乳期妇女采用特殊条款[39]。

记忆要点：社会保护干预如何改善妇幼保健措施

（1）确保社会保护干预措施不损害妇幼保健的做法（遵循"不伤害"原则）：妇女参与公共工程项目、培训和教育项目，例如营养教育或其他与社会保护干预措施相关的活动，需要很多时间，所以会增加母亲与年幼子女分离的时间，从而危及儿童护理的质量。如果母亲早早给婴儿停止母乳喂养，比如 6 个月大之前，或者在婴儿还不能自己吃东西的时候，就将其交由年长的孩子照顾，这对婴儿的负面影响将尤为显著。作为社会保护计划实施活动的一部分，为儿童护理提供可能的选择，可以减轻其负面影响。

（2）推动保护母亲（和父亲）的劳工法规采用和执行：只要社会保护干预措施涉及了修订劳工法规和相关法律框架，就应强调生育保护，特别是为母乳喂养的母亲提供支持，并改善儿童保健服务的可及性。

3.3　使社会保护营养效应最大化的综合方式

决策者和发展实践者或许发现，在某些情况下，为解决营养不良多维性的问题，社会保护更适合采取综合方式。这样的综合方式结合了上文所探讨的各类社会保护工具，允许执行者根据当地需求和能力调整他们的干预措施。世界上越来越多的社会保护计划和政策都涵盖了粮食安全、健康、教育、性别及水、环境和卫生等组成部分，来改善受益人的总体福祉和营养。但是，这样的模型，需要发展伙伴之间有效开展协调，并健全责任机制，从而充分利用不同政策工具的互补性。此外，综合性的计划在放大增效和资金持续性方面也会面临挑战（插文 7）。

> ### ◉ 插文 7　综合支持：津巴布韦长期救济计划（PRP）
>
> 基于对粮食安全多维度的认识，津巴布韦长期救济计划采用了综合方法。该方法覆盖了社会保护、健康、资产管理、经济安全和农业生产，可以根据当地需求制定。例如，该计划涉及了保护性农业、社区花园、现金转移、投入品分发、职业培训、促进营养行为改变的宣传，以及小型畜牧分发等干预措施。
>
> 这个计划的设计是值得称赞的，因为它具有跨部门的性质，聚焦当地需求，鼓励家庭从贫困中走出去。一方面，在计划的第二阶段，可以发现家庭收入有了实质性增长；其他干预措施也能看到积极效果，包括资产管理、水、卫生和家庭保健。但另一方面，因为结果指标既不重视作物多样性，也不关注性别因素，这个长期救济计划在衡量营养的影响方面存在不足。
>
> 来源：Jennings, Kayondo, Kagoro, Nicholson, Blight 和 Gayfer[40]。

4 结论：将营养视角引入社会保护仍存在挑战

社会保护对于可持续地改善营养具有巨大的潜力。通过使人们摆脱贫困，获取更多数量和更多种类的食物，以及获得健康、卫生和教育的机会，社会保护从一系列基础、内在和直接原因入手，解决了营养不良的问题。但是，社会保护应该成为跨部门方法的一部分，这些方法目标定位精准，针对最脆弱的人群量身定制，以满足他们的营养需求，通过资源和知识为他们赋权。

社会保护应纳入更广的农业农村发展议程中，以确保覆盖到最贫穷、最弱势和最边缘化的人群。事实上，这类群体或许被排斥在农业和农村发展计划的受益者之外，因为这些计划聚焦于商业化和市场一体化，需要参与农户具有一定的最低限度的生产性资产，比如土地等。要将社会保护、农业农村发展各自的目标整合起来，这或许存在挑战，但使这两个议程互为补充是具有前景的，能够成为弱势群体摆脱贫困的关键。为了促成这样的整合，关键是在相关领域内外建立体制机制，例如社会保护、健康、农业、教育、劳工、贸易、环境、消费者事务，及其他领域的规划等，在每个层面，融入地方和社区层面利益相关方的参与，来促进政策协调一致。公民社会组织和研究机构也需要参与，以确保政策和计划设计能够因地制宜，并赋予受益人所有权。在实际情况中，促进社会保护和营养人员形成合力仍然存在挑战，因为这需要教育和动员不同领域的决策者和实践者。应将足够的财力和人力资源、信息系统和后勤安排落实到位，以确保该领域技术人员的能力提升和知识增长。

搜集社会保护计划对于营养状况影响的相关证据，成为使这些计划更具营养敏感性的另一个障碍。尽管为开发影响评估工具和方法开展的工作越来越多，试图有效测量社会保护政策和计划在营养方面的影响，但仍需更多的来自学术和研究机构的实证支撑，以监测这些计划的营养效应。

社会保护的放大增效和可持续面临着资金上的挑战，然而，确保项目和计划的持续时间足够长尤为重要，这样才能确保对粮食安全和营养产生长期和积极的影响[41]。在设计计划的时候，决策者和项目实施负责人必须考虑到财政、人员和机构的能力。

当前的政治环境越来越有利于扩大社会保护议程。在第二届国际营养大会上，各国认可社会保护是改善营养的关键领域之一。为了使这一势头持续向前，有必要在国内和国家之间鼓励长期投资和建立战略伙伴关系来增强机构能力，主要通过交流经验和良好实践，使社会保护更具有营养敏感性。

参考文献
REFERENCES

[1] **Fiszbein, A. , Kanbur, R. & Yemtsov, R.** 2013. Social Protection, Poverty and the Post-2015 Agenda. The World Bank, Report No. 6469.

[2] **Bhutta, A. , Das, J. K. , Rizvi, A. , Gaffey, M. F. , Walker, N. , Horton, S. et al.** 2013. Evidence-based Interventions for Improvement of Maternal and Child Nutrition: What Can be Done and at What Cost? The Lancet, 382 (9890): 452-477.

[3] **Ruel, M. T. & Alderman, H.** 2013. Nutrition-sensitive Interventions and Programmes: How Can they Help to Accelerate Progress in Improving Maternal and Child Nutrition? The Lancet, 382 (9891): 536-551.

[4] Improving Maternal and Child Nutrition During the 1,000 Days Between Pregnancy and Age Two, and the Scaling Up Nutrition (SUN) Movement [Internet]. Scaling Up Nutrition Movement; Available from: http://www. un. org/en/issues/food/taskforce/ pdf/UN_SUN_FactSheet. pdf.

[5] **Food and Agriculture Organization of the United Naitons.** 2010. The State of Food Insecurity in the World: Addressing Food Insecurity in Protracted Crises.

[6] Repositioning Nutrition as Central to Development: A Strategy for Large-Scale Action [Internet]. 2006. The World Bank. Available from: http://siteresources. worldbank. org/NUTRITION/Resources/281846-1131636806329/NutritionStrategy. pdf.

[7] **United Nations Children's Fund.** 1990. Strategy for Improved Nutrition of Children and Women in Developing Countries: A UNICEF Policy Review. New York.

[8] **Parashar, U. D. , Bresee, J. S. & Glass, R. I.** 2003. The Global Burden of Diarrhoeal Disease in Children. Bull World Health Organ, 81 (4): 236.

[9] **Murugaiah, C. , Aye, T. S. , Soelyoadikoesoemo, B. S. , Radhakrishna, H. & Bilung, L. M.** 2013. The Burden of Diarrhoeal Disease in Malnourished Children. Rev Med Microbiol. , 24 (3): 55-62.

[10] **Gentilini, U. & Omamo, S. W.** 2011. Social Protection 2.0: Exploring Issues, Evidence and Debates in a Globalizing World. Food Policy, 36 (3): 329-340.

[11] **Devereux, S.** 2012. Social Protection for Enhanced Food Security in Sub-Saharan Africa [Internet]. United Nations Development Programme. Available from: http:// www. undp. org/content/dam/rba/docs/Working%20Papers/Social%20Protection%20 Food%20Security. pdf.

［12］ **FAO.** Social Protection in Agriculture［Internet］. March 2014. FAO Regional Conference for Africa. Available from：http：//www. fao. org/docrep/meeting/030/mj681e. pdf.

［13］ **Cole, S. , Gine, X. & Vicker, J.** 2011. How does risk management influence production decisions?

［14］ **ACC/SCN & FPRI.** 2000. 4th Report on The World Nutrition Situation – Nutrition Throughout the Life Cycle［Internet］. United Nations Administrative Committee on Coordination Sub – Committee on Nutrition（ACC/SCN）in collaboration with IF-PRI. Available from：http：//www. unsystem. org/scn/archives/rwns04/begin. htm # Contents.

［15］ **Bonilla – Garcia, A. & Gruat, J. V.** 2003. Social Protection：A Life Cycle Continuum Investment for Social Justice，Poverty Reduction and Sustainable Development［Inter-net］. International Labour Office（ILO）. Available from：http：//www. ilo. org/ public/ english/protection/download/lifecycl/lifecycle. pdf.

［16］ **Thakur, S. G. , Arnold, C. & Johnson, T.** 2009. Gender and Social Protection［Inter-net］. OECD. Available from：http：//www. oecd. org/development/povertyreduction/ 43280899. pdf.

［17］ **FAO.** Social Protection for Food Security［Internet］. 2012. The High Level Panel of Experts on Food Security and Nutrition（HLPE）. Report No. 4. Available from：ht-tp：//www. fao. org/3/a – me422e. pdf.

［18］ **World Bank.** Improving Nutrition Through Multisectoral Approaches［Internet］. Jan-uary 2013. Available from：https：//openknowledge. worldbank. org/bitstream/han-dle/109 86/16450/751020WP0Impro00Box374299B00PUBLIC0. pdf? sequence=1.

［19］ **Bastagli, F.** 2014. Responding to a Crisis：The Design and Delivery of Social Protection ［Internet］. Overseas Development Institute. Report No：90. Available from：http：// www. odi. org/sites/odi. org. uk/files/odi – assets/publications – opinion – files/9040. pdf.

［20］ **Barca, V. & Pozarny, P.** 2015. Qualitative research and analyses of the economic im-pacts of cash transfer programmes in Sub – Saharan Africa. ［Internet］. Food and Ag-riculture Organization of the United Nations，Rome. Available from：http：// www. fao. org/3/a – i4336e. pdf.

［21］ **Hidrobo, M. , Hoddinott, J. , Peterman, A. , Margolies, A. & Moreira, V.** 2014. Cash，Food，or Vouchers? Evidence from a Randomized Experiment in Northern Ecua-dor. J Dev Econ. , 107：144 – 156.

［22］ **Bundy, D. , Burbano, C. , Grosh, M. E. , Gelli, A. , Juke, M. & Lesley, D.** 2009. Rethinking School Feeding：Social Safety Nets，Child Development，and the Edu-cation Sector［Internet］. The World Bank［cited Jul 17 2014］. Available from：ht-tp：//elibrary. worldbank. org/ doi/book/10. 1596/978 – 0 – 8213 – 7974 – 5.

［23］ **Alderman, H. , & Mustafa, M.** 2013. Social Protection and Nutrition：Preparatory Technical Meeting for International Conference on Nutrition（ICN2）. ICN2. Rome.

［24］ **FAO.** 2014. Food Security and School Nutrition in Cabo Verde ［Internet］. Food and Agriculture Organization of the United Nations. Available from：http：//www. fao. org/3/a－i3934e. pdf.

［25］ **Compton, J. , Wiggins, S. & Keats, S.** 2010. Impact of the global food crisis on the poor：what is the evidence? ［Internet］. Available from：http：//www. odi. org/sites/ odi. org. uk/ files/odi－assets/publications－opinion－files/6371. pdf.

［26］ **Haddad, L. & Alderman, H.** 2000. Eradicating Malnutrition——Income Growth or Nutrition Programs? ［Internet］. International Food Policy Research Institute (IFPRI). Available from：http：//ageconsearch. umn. edu/bitstream/16182/1/ar00ha01. pdf.

［27］ **Mascie－Taylor, C. , Marks, M. , Goto, R. & Islam, R.** 2010. Impact of a cash－for－ work programme on food consumption and nutrition among women and children facing food insecurity in rural Bangladesh. Bull World Health Organ. ，(88)：854－860.

［28］ **Koohi－Kamali, F.** 2010. Public Works and Social Protection ［Internet］. Available from：http：//erd. eui. eu/media/BackgroundPapers/Koohi－Kamali. pdf.

［29］ **Food and Agriculture Organization of the United Nations.** 2010. Improving Access to Food During Price Swings：Trade Measures，Consumer Subsidies and Food Safety Nets ［Internet］. Report No. Policy Brief No. 2. Available from：http：//www. fao. org/fileadmin/ templates/est/INTERNATIONAL－TRADE/PFGEM/policy _ brief－2. pdf.

［30］ **World Bank.** 2014. Using Delivery Systems to Link Safety Nets and Human Capital ［Internet］. Available from：http：//www. worldbank. org/content/dam/Worldbank/ Event/social－protection/Using _ Delivery _ Systems _ to _ Link _ Safety _ Nets _ and _ Human _ Capital _ Session _ Packet. pdf.

［31］ **Basset, L.** 2008. Can Conditional Cash Transfer Programs Play a Greater Role in Reducing Child Undernutrition? The World Bank. Report No. 0835.

［32］ **Bailey, S.** 2013. The Impact of CashTransfers on Food Consumption in Humanitarian Settings：A Review of Evidence ［Internet］. Available from：http：// www. cashlearning. org/downloads/cfgb––－ impact－of－cash－transfers－on－food－ consumption－may－2013－fi－nal－clean. pdf.

［33］ **Meinzen－Dick, R. , Behrman, J. , Menon, P. & Quisumbing, A.** 2011. Gender：A Key Dimension Linking Agricultural Programs to Improved Nutrition and Health. Available from：http：//www. ifpri. org/sites/default/files/publications/oc69ch16. pdf.

［34］ **Fan, S. & Pandya－Lorch, R.** 2012. Reshaping Agriculture for Nutrition and Health. 230.

［35］ **Shei, A. , Costa, F. , Reis, M. G. & Ko, AI.** 2014. The Impact of Brazil's Bolsa Família Conditional Cash Transfer Program on Children's Health Care Utilization and Health Outcomes. BMC Int Health Hum Rights，14 (1)：10.

［36］ **Anekwe, T. D. & Kumar, S.** 2012. The Effect of a Vaccination Program on Child Anthropometry：Evidence from India's Universal Immunization Program. J Public Health，

34 (4): 489 - 497.

[37] **Arunachalam, A. R. , Dariya, V. S. & Holland, C.** Impact of Malaria and Parasitic Infections on Human Nutrition. 221 - 245.

[38] **Schmidt, C. W.** 2014. Beyond Malnutrition: The Role of Sanitation in Stunted Growth. Environ Health Perspect: Nov 1; 122 (11): 298 - 303.

[39] **Food and Agriculture Organization.** 2012. Decent Rural Employment for Food Security: A Case for Action [Internet]. Available from: http: //www. fao. org/docrep/015/ i2750e/ i2750e00. pdf.

[40] **Jennings, M. , Kayondo, A. , Kagoro, J. , Nicholson, K. , Blight, N. & Gayfer, J.** Impact Evaluation of the Protracted Relief Programme II, Zimbabwe [Internet]. IODPARC (International Organisation Development Ltd); Available from: https: //www. gov. uk/ government/uploads/system/uploads/attachment _ data/file/284007/Protracted _ Relief _ Programme - Zimbabwe. pdf.

[41] **Slater, R. , Holmes, R. , & Mathers, N.** 2014. Food and Nutrition (in -) Security and Social Protection. OECD Development Co - Operation Working Papers, No. 15, OECD Publishing. http: //dx. doi. org/10. 1787/5jz44w9ltszt - en.

图书在版编目（CIP）数据

营养与社会保护 / 联合国粮食及农业组织编著；赵
立军，黎倩译 . —北京：中国农业出版社，2019.12
（FAO中文出版计划项目丛书）
ISBN 978-7-109-26351-2

Ⅰ.①营…　Ⅱ.①联…②赵…③黎…　Ⅲ.①营养卫
生－关系－社会保障－研究－中国　Ⅳ.①R15②D632.1

中国版本图书馆 CIP 数据核字（2019）第 289163 号

著作权合同登记号：图字 01－2018－4700 号

中国农业出版社出版
地址：北京市朝阳区麦子店街 18 号楼
邮编：100125
责任编辑：郑　君
版式设计：王　晨　责任校对：吴丽婷
印刷：北京中兴印刷有限公司
版次：2019 年 12 月第 1 版
印次：2019 年 12 月北京第 1 次印刷
发行：新华书店北京发行所
开本：700mm×1000mm　1/16
印张：2.5
字数：51 千字
定价：29.00 元